Silicosis, la enfermedad oculta
© Maricruz Alvarez Estrada, 2023

calamocentroliterario @calamo_centro_literario
calamocentroliterario@gmail.com

Edición y cuidado editoral: Cálamo, Centro Literario
Dirección: Esperanza Buenrostro
Diagramación: Verónica Leal
Ilustraciones: Freepik

Primera edición, 2023

Todos los derechos reservados. Prohibida, dentro de los límites establecidos por la ley, la reproducción total o parcial de esta obra, el almacenamiento o transmisión por medios electrónicos o mecánicos, las fotocopias o cualquier otra forma de cesión de la misma, sin previa autorización escrita del autor.

Silicosis

La enfermedad oculta

Maricruz Alvarez Estrada

Resumen

La minería es una de las actividades fundamentales para el progreso económico y técnico de un país, sin embargo, el riesgo está íntimamente asociado a enfermedades ocupacionales como lo es la neumoconiosis de tipo silicosis. Las personas que laboran en un centro de trabajo pasan aproximadamente una tercera parte de su tiempo ahí, por lo que es indispensable mantener condiciones óptimas que le puedan proporcionar al trabajador, un ambiente sano y libre de riesgos físicos y psicosociales (Mendoza, Aguilar & Magaña, 2017).

La silicosis es una enfermedad ocupacional silenciosa que se manifiesta en no menos de 5 años y puede presentarse sin síntomas en las primeras etapas, lo que hace ser una enfermedad difícil de detectar a tiempo y las consecuencias pueden llegar a ser lamentables. Aunado a que se pueden presentar diversos errores durante la medición de la concentración de polvo en las áreas, hace que sea más compleja la determinación de medidas correctivas. Es por eso que la jerarquía de controles para la sobre exposición de polvos de sílice respirable es clave para la prevención de la enfermedad ocupacional.

En un proyecto se desarrollaron diferentes etapas para identificar al personal ocupacionalmente expuesto a fin de protegerlo y prevenir una afectación en su salud, y en caso de presentarse, que el impacto de la afectación sea el menor posible. El reconocimiento del área para identificar fuentes de emisión de polvo, los registros de monitoreo de polvos, los resultados médicos del personal ocupacionalmente expuesto fueron fundamentales para proponer las medidas de eliminación, cambios administrativos y de protección personal.

Agradecimientos

Es grato tener un espacio para agradecer a las personas que, con su apoyo incondicional, hicieron posible la inspiración y realización de este libro.

Principalmente agradezco a Dios por la salud, fuerza, energía y voluntad que me dio para su culminación.

Agradezco a mis padres María Cruz Estrada Guerrero y Rosendo Alvarez Reyna, quienes desde niña sembraron en mí la semilla del deseo continuo de aprender y trascender.

Y a todas aquellas personas que indirectamente me ayudaron sin saberlo.

Dedicatoria

Dedico este libro a todos los trabajadores con los que he tenido la oportunidad de interactuar y por los que aparecerán en el camino porque son ellos y sus familias quienes me inspiran a prepararme continuamente para ayudarlos de manera eficiente. Ellos generan en mí el deseo insaciable por aprender, compartir e implementar las medidas que harán posible que su estancia en los centros de trabajo sea más saludable y seguro; con la plena convicción de que cada acción que se tome impacta en gran medida en su comportamiento, la conservación de sus vidas y el bienestar de sus familias.

Nota de salvedad
de responsabilidad

Este libro fue desarrollado con datos extraídos de referencias bibliográficas y páginas web relacionadas, con la finalidad de ser una base o referente de información sobre este tipo de enfermedad ocupacional ya que en México y Sudamérica existen escasas fuentes de información respecto al tema. Así también, quien desee profundizar, no debería limitarse con el contenido de este libro, sino validar y profundizar en el tema con información actualizada.

Índice de contenidos

Índice de figuras

Índice de tablas

Capítulo 1.
Introducción

El objetivo principal de este libro es informar sobre las mejores prácticas para la prevención de la silicosis, a través de la implementación de la jerarquía de controles teniendo como base una empresa anfitriona.

Quedan dentro del alcance de este libro los siguientes aspectos:

a. Sílice cristalina respirable (SCR) - tamaño de partículas menores de 10 micrones
b. Personal ocupacionalmente expuesto (POE) normatividad mexicana e internacional
c. Planta de beneficio de industria minera en Nuevo León

Quedan fuera del alcance de este libro los siguientes aspectos:

d. Condiciones de polvos de sílice cristalina que afecten a la comunidad circundante
e. Personal contratista/ proveedores/ visitantes y personal que no sea personal ocupacionalmente expuesto (POE)
f. Cualquier otro sitio fuera del sitio anfitrión
g. Plantas de cualquier otro estado que no sea Nuevo León

Capítulo 2.
Marco teórico

2.1. Industria minera

La minería es la industria encargada de extraer minerales que son materiales que se formaron a través de distintos procesos naturales (en la mayoría de los casos, durante millones de años) en la corteza terrestre, la capa más superficial del planeta. Estas sustancias útiles se extraen de minas subterráneas que se construyen a gran profundidad o de minas a cielo abierto, que se llaman así porque se construyen en la superficie (Miret, 2012).

La minería a cielo abierto consiste en extraer minerales/ materiales económicamente valiosos (por ejemplo: oro, plata, cobre, plomo, zinc, uranio, carbón, sílice, etc.) mediante la excavación de pozos o tajos inmensos en la superficie de la tierra, en lugar de la construcción de galerías o túneles. Las minas a cielo abierto modernas pueden medir de 1.5 km a 3 km de largo y de ancho y, ocasionalmente, pueden tener más de 600 metros de profundidad (Preguntas y respuestas sobre minería, 2013).

Importancia de la minería en México: el sector minero es uno de los principales motores económicos de México. Su importancia radica en el conjunto de beneficios que se desprenden de esta actividad como la generación de empleos, de divisas, las inversiones, el crecimiento en conjunto de esta actividad con su cadena de valor y la importante aportación al desarrollo cultural de México.

La Minería en números (La importancia de la Minería en México, 2016):

- Valor anual de su producción: $20,148 MDD
- Inversión en minería: $7,647 MDD
- Divisas generadas: $22,526 MDD
- Balanza comercial: $12,645 MDD

La minería se ubicó como el cuarto sector que más divisas generó. De acuerdo con el balance del sexenio de Felipe Calderón, la aportación económica de la minería mexicana fue reconocida como una de las más importantes (La importancia de la minería en México, 2016).

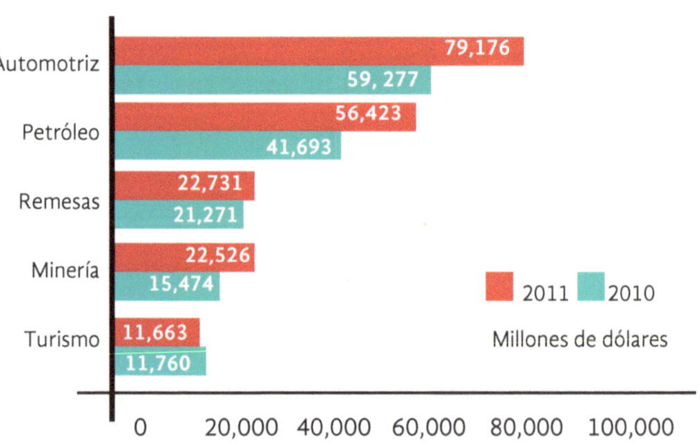

Figura 2.1. Generación de divisas en México
(La importancia de la minería en México, 2016).

Además de su participación en el PIB, los beneficios sociales de la minería se extienden en 24 de los 32 estados de la República donde existe minería gracias al rico potencial minero de México, que lo convierte en el principal destino para la inversión en exploración de minerales en América Latina y el cuarto a nivel mundial (La importancia de la minería en México, 2016).

México ocupa los primeros 10 lugares en la producción de 18 minerales, en los que destaca como el principal productor de plata y el décimo productor de oro a nivel mundial. Otra marca histórica se obtuvo en lo referente a las inversiones, las cuales crecieron 69% en 2011 al alcanzar 5 mil 612 millones de dólares. Se estima que en 2012 la inversión minera ascendió a 7 mil 647 millones de dólares y alcanzó los 25 mil 245 millones de dólares en el periodo 2007 - 2012 (La importancia de la minería en México, 2016).

En muchos países al igual que en México, la minería forma parte primordial de sus economías y sus estándares ambientales y de seguridad son equiparables a los establecidos por las normas mexicanas. Los datos anteriores confirman la vocación minera de México y su importancia para el crecimiento de la economía, un crecimiento respaldado en el compromiso de una industria responsable que apuesta por los cambios, invierte y se renueva para garantizar la sustentabilidad en todas sus operaciones (La importancia de la Minería en México, 2016).

Entre 2007 y 2017, la industria minero - metalúrgica contribuyó en promedio con el 4.0% del Producto Interno Bruto (PIB), y a nivel sectorial con 17.2% del PIB minero total. En 2017, el valor de la producción minero - metalúrgica fue de $226 mil 955.7 mdp de los cuales, la industria metalúrgica aportó $212 mil 184.3 mdp, (93.5%) y el sector minero (no metalúrgico) aportó $14 mil 771.4 mdp (6.5%), valores que representaron 23% y 1.5% del PIB minero metalúrgico de 2017, respectivamente, de acuerdo con datos del INEGI (La importancia de la minería en México, 2016).

2.2. Extracción de sílice

Mercado internacional: los recursos de arena y grava en el mundo son vastos. Sin embargo, debido a su distribución geográfica, las restricciones ambientales y los requisitos de calidad para algunos usos, la extracción de estos recursos a veces no es económica. Las arenas y areniscas ricas en cuarzo, que son las principales fuentes de arena de sílice industrial, se encuentran en todo el mundo. La producción mundial de recursos de arena y grava en 2015 fue de 181 millones de toneladas, una reducción del 8% con respecto a lo presentado en 2014. El principal productor de estos recursos es Estados Unidos, quien genera el 52% de la producción mundial. Seguido en un segundo plano por Italia (8%), Francia (5%), Turquía (4%), Alemania (4%) y Australia (3%). Se señala que la industria de arena y grava industrial siguió preocupada por las normas de seguridad y salud y las restricciones ambientales, especialmente las relacionadas con la exposición a la sílice cristalina. La Occupational Safety and Health Administration (OSHA) estaba formulando nuevas reglamentaciones para restringir aún más la exposición a la sílice cristalina en los sitios de la mina para 2017 (Subsecretaría de minería, 2017).

Mercado nacional: la producción nacional de sílice en 2015 fue de 1.7 millones de toneladas, 32% menos con relación a lo presentado en 2014. Los principales estados productores son Veracruz (62%), Coahuila (29%) y Nuevo León (7%). Siendo las principales empresas productoras de sílice en México en 2015, Grupo Materias Primas de Unimin Corp. y Grupo FEMSA (Tabla 2.1) (Subsecretaría de Minería, 2017).

Grupo Materias Primas de Unimin Corp.	
Materias Primas Monterrey	Jáltipan, Ver.
Sílice Oriental	Acayucan, Ver.
Materias Primas Lampazos	Lampazos, N.L.
Minerales Industriales El Lechugal	El Lechugal, N.L.
Materias Primas San José	San José Iturbide, Gto.
Grupo FEMSA	
Sílice del Istmo	Acayucan, Ver.
Sílice de Veracruz	Orizaba, Ver.

Tabla 2.1. Principales empresas productoras de sílice en México en 2015 (Subsecretaría de minería, 2017).

Proceso productivo: el proceso productivo de la sílice en forma general es como sigue. (Subsecretaría de Minería, 2017).

El desencape: consiste en mover el material estéril que cubre al yacimiento, se lleva a cabo con explosivos y maquinaria pesada, lo cual depende del grado de consolidación en que se encuentre el material.

El minado: al igual que el desencape podría requerir del uso de explosivos, adicional el uso de equipo de barrenación, uso de equipo pesado. Parte del ciclo de producción comprende la barrenación, voladura y acarreo del mineral a la planta.

El acarreo a planta: consiste en llevar el material a la planta de beneficio, calculando previamente las cantidades necesarias que se deben transportar de acuerdo al ritmo de producción, usando equipo pesado como *bulldozers*, cargadores frontales y camiones para acarreo.

El beneficio: consiste en que el mineral obtenido en los bancos de producción es trasladado a la planta y almacenado en una tolva donde empieza el procesamiento del material.

El traslado a los atricionadores: la arena es trasladada de las tolvas a los atricionadores, los cuales agitan el material por medio de propelas y agua, limpiando las arcillas que pudieran venir adheridas a los granos de sílice.

El clasificado: la pulpa resultante se bombea a un hidroclasificador que separa directamente los granos más gruesos de la arena limpia.

El clasificador de espirales: posteriormente la arena se lleva a un clasificador de espirales donde se separa la hematita (F2O3), dejando un máximo de 0.015% en esa arena, considerándose un producto para trasladarse al proceso de secado. El material fino que proviene de la primera clasificación es llevado a otro proceso similar con espirales, donde se continúa separando la hematita. En este caso se separan las partículas más finas dejando un máximo de 0.02% en la arena.

El clasificado final: la pulpa que viene del clasificador de espirales anteriormente descrito pasa a otro hidroclasificador que separa completamente las lamas que son mandadas a un tanque espesador para recuperar agua y el concentrado se va como producto final a otro proceso de secado (Subsecretaría de minería, 2017).

2.3. Sílice y silicosis

Sílice: la sílice es un grupo de minerales compuestos por moléculas de silicio y oxígeno (Figura 2.2) (Pratt, 2015), y se puede presentar en distintas formas (Figura 2.3) (Silica in the workplace, 2011).

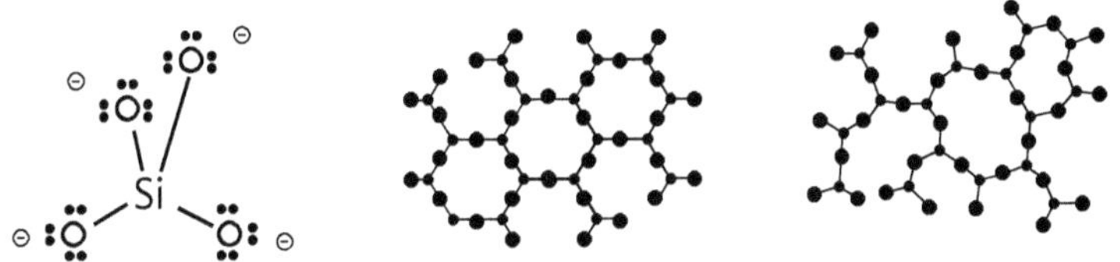

Figura 2.2. Estructuras de la sílice (Pratt, 2015).

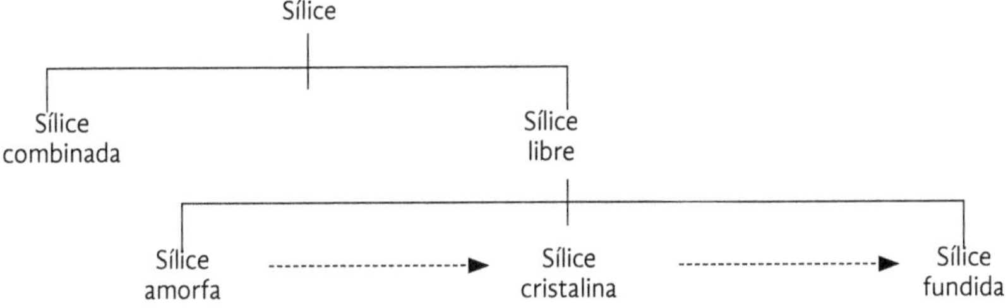

Figura 2.3. Formas en las que se presenta la sílice
(Silica in the workplace, 2011).

La palabra cristalina se refiere a cómo las moléculas se organizan para formar una tridimensional estructura reticular. La sílice cristalina se puede encontrar en más de una forma (polimorfismo). Algunas de las formas polimórficas de la sílice cristalina son: cuarzo alfa, tridimita y cristobalita. El cuarzo se conoce a menudo como una de las tres formas de sílice cristalina. El cuarzo se encuentra comúnmente en piedra, ladrillo, concreto, suelo y otros materiales naturales y artificiales (Pratt, 2015).

El cuarzo SiO_2 es el principal constituyente de las arenas de sílice y procede de rocas ricas en este mineral, tanto intrusivas como extrusivas y sedimentarias, como lo son las areniscas. Es por causa de su estabilidad química y física el mineral detrítico más abundante y entre todos los minerales, casi el único que constituye un compuesto químico puro, ya que su composición suele ser 100%

de SiO_2 (46.7% de Si y 53.3% de O_2) (Subsecretaría de Minería, 2017).

El empleo de las arenas de sílice se da principalmente en las industrias del vidrio, abrasivos, productos químicos a base de sílice, industria del petróleo y electrónica. Las formas comerciales de la arena de sílice son: cristal de cuarzo (cuarzo fundido, electrónica), grava sílice (fundición, aleaciones, ladrillado, agregados), arena sílice (vidrio y fibra de vidrio, textil, filtración, sandblasteo) y harina sílice (cerámica, alfarería, material de carga, abrasivo). La tabla 2.2 muestra sus formas comerciales (Subsecretaría de minería, 2017).

Cristal de cuarzo	Grava sílice	Arena sílice	Harina sílice
Cuarzo fundido	Fundición	Vidrio y fibra de vidrio	Cerámica
Electrónica	Aleaciones	Textil	Alfarería
	Ladrillado	Filtración	Material de carga
	Agregados	Sandblasteo	Abrasivo

Tabla 2.2. Formas comerciales de la sílice
(Subsecretaría de minería, 2017)

Silicosis: la silicosis es una enfermedad respiratoria causada por inhalar polvo de sílice y es irreversible. Las partículas de la sílice cristalina respirable, que son más pequeñas que un grano de sal y a menudo invisibles, entran a los pulmones de las personas y producen inflamación y cicatrices en los tejidos del pulmón (partículas de tamaño menor a 10 micrones); esto hace que la respiración sea difícil. Cuando la silicosis empieza a desarrollarse, los pulmones se pueden infectar con hongos y bacterias. A la silicosis se la relaciona con otras condiciones del pulmón, tales como fibrosis, enfisema, tuberculosis y cáncer al pulmón (Gil Paniagua, 2013).

El polvo de sílice entra al cuerpo humano al ser inhalado por las vías respiratorias, donde hay una serie de barreras que ayudan a que las partículas más grandes de sílice cristalina no avancen hacia los pulmones. La primera de ellas son los vellos de la nariz. Si las partículas más pequeñas logran pasar esta primera barrera, se encuentran con otra barrera llamada mucosidad (entre las vías nasales y la laringe). Si definitivamente las partículas logran pasar esto, llegan a los bronquios y de ahí a los alvéolos pulmonares. Estos intentan limpiar esa suciedad una y otra vez, hasta que no pueden más y quedan almacenados ahí, provocando una insuficiencia respiratoria al trabajador afectado. Esto hace que el pulmón necesite ayuda para poder tener un buen uso y necesitará oxígeno (Gil Paniagua, 2013).

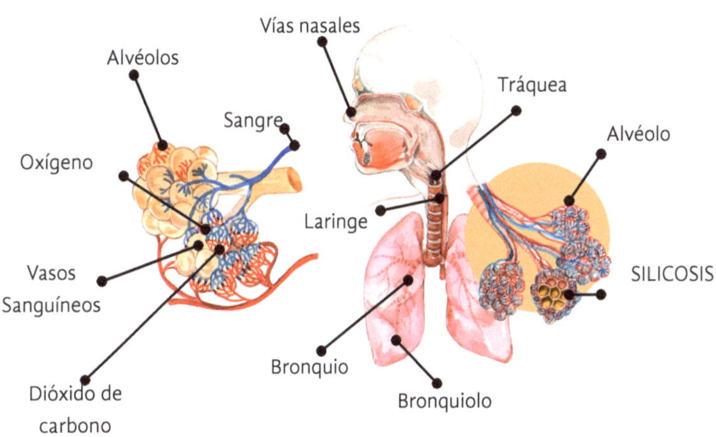

Figura 2.4. Vía de entrada al cuerpo humano de la sílice cristalina (Gil Paniagua, 2013).

La silicosis como enfermedad ocupacional: la silicosis, a pesar de ser una de las enfermedades de origen ocupacional más antiguas, continúa siendo causa de morbilidad y mortalidad en todo el mundo. La Organización Mundial de la Salud y la Organización Internacional del Trabajo (OMS/OIT), conscientes de la vigencia del problema, han puesto en marcha desde 1995 el Programa Mundial para la Eliminación de la Silicosis en todo el mundo para el año 2030, que incluye entre sus acciones la identificación de los grupos de trabajadores en riesgo (Martínez y otros, 2009).

Esta enfermedad pulmonar causada por la inhalación de partículas de sílice cristalina se enmarca en el grupo de las neumoconiosis, las cuales a su vez, se incluyen entre las enfermedades pulmonares intersticiales difusas (EPID). El riesgo de aparición de enfermedad se relaciona con la cantidad de sílice inhalada a lo largo de la vida laboral, y una vez establecida, no se dispone de ningún tratamiento eficaz. Las fuentes de exposición laboral a la inhalación de sílice son muy numerosas, ya que el polvo de este mineral está presente en un amplio número de sectores industriales. Son muchos los puestos de trabajo en los que se trituran, cortan, perforan, tallan o muelen objetos que liberan al ambiente un aerosol respirable de partículas de sílice cristalina. La identificación de los puestos de trabajo con exposición a sílice, el control del polvo respirable y el diagnóstico precoz son las medidas más eficaces en la prevención de la enfermedad (Martínez, y otros, 2009).

Es importante enfatizar que no todo el polvo es igual. Para cada tipo de polvo existen diferentes tamaños de partículas, a las que a menudo se hace referencia como fracciones de polvo, las cuales son: fracciones inhalables, torácicas y respirables (definidas en la norma europea EN481) (Good Practice Guide – Respirable Crystalline Silica, 2006).

En el caso de la sílice cristalina, la fracción respirable del polvo es la que interesa por los efectos sobre la salud. También es importante considerar que los límites nacionales de exposición ocupacional para la sílice cristalina se aplican a la fracción de polvo respirable medida en mg/m³. Esta fracción de polvo corresponde a la proporción de un contaminante en el aire, que penetra en la región alveolar pulmonar (intercambio de gas). Esta fracción normalmente representa del 10% al 20% de la fracción de polvo inhalable, pero la proporción puede variar considerablemente, tabla 2.3 (Hita López, 2013).

Tamaño de las partículas:	Capacidad de penetración pulmonar:
>100 micras	No pueden inhalarse
100 – 50 micras	Se suelen retener en nariz y garganta
<50 micras	Penetran en los pulmones
<5 micras	Penetran hasta el alvéolo pulmonar

Tabla 2.3. Tamaños de partículas de la fracción de polvo inhalable (Hita López, 2013).

Algunos grupos de exposición laboral a inhalación de polvo de sílice cristalina libre está la minería subterránea (carbón, caolín), explotación de canteras (granito, pizarra), excavaciones, perforación de túneles, manufacturas con piedras ornamentales (escultura, construcción, decoración), elaboración de productos refractarios, fundiciones (manufactura y limpieza de moldes), limpieza con chorro de arena, molinos de piedra, utilización de sílice molida (elaboración de plásticos, maderas, pinturas, elaboración y uso de abrasivos), industria del vidrio, industria cerámica y porcelana (caolín) (Martínez, 2005).

Tipos de silicosis: aguda, crónica y acelerada. La silicosis aguda se desarrolla al inhalar grandes cantidades de polvo de sílice durante algunos días o meses. Señales de la enfermedad incluyen dificultad para respirar, fiebre, tos y pérdida de peso. En general, las personas con silicosis aguda tienen una salud estable, sin embargo, para algunos puede conducir rápidamente a la muerte. La silicosis crónica es el tipo más común y ocurre después de muchos años de contacto con niveles bajos de polvo de sílice en el aire. Hay dos formas de silicosis crónica: simple o complicada. Sin embargo, con la silicosis simple se pueden detectar pequeños nódulos sólidos o poco claros en una radiografía de tórax; los individuos son asintomáticos. La exposición prolongada al polvo de sílice puede conducir a una silicosis complicada. Con la silicosis complicada, también llamada fibrosis masiva progresiva (PMF), los nódulos más grandes pueden ser detectados en una radiografía de tórax. Algunas personas todavía pueden ser asintomáticas o los síntomas iniciales pueden incluir dificultad para respirar con ejercicio, sibilancias o esputo que cause tos. Otras enfermedades pueden agravar la condición y la silicosis complicada severa puede resultar en una enfermedad cardíaca. La silicosis acelerada es similar al tipo crónico, sin embargo, se forma más rápidamente. Las cicatrices pulmonares pueden ser detectadas antes y aparecerán nódulos en una radiografía de tórax cinco años después de la primera exposición a sílice polvo. Este tipo de silicosis se produce por la exposición a grandes cantidades de sílice polvo en poco tiempo (Silica in the workplace, 2011).

Diagnóstico: el diagnóstico de silicosis y de la mayoría de las neumoconiosis se fundamenta en una historia de exposición a polvos de sílice, junto con unos hallazgos radiológicos característicos, sin una explicación alternativa. La Organización Internacional del Trabajo (OIT), ha diseñado una clasificación de las alteraciones radiológicas de la neumoconiosis mediante la comparación con radiografías modelo. La tomografía computarizada de alta resolución es más sensible que la radiografía de tórax para detectar lesiones de silicosis, así como la confluencia de las mismas. Excepcionalmente, en caso de presentaciones atípicas, el diagnóstico de neumoconiosis precisa del estudio de biopsias pulmonares. La presencia de sílice y su relación con las lesiones pueden detectarse por examen microscópico de birrefringencia. El uso combinado de Energy Dispersive x-ray analysis (EDXA) y Scanning Electron Microscopy (SEM) permite detectar elementos químicos y ver su relación con las lesiones (Martínez, 2005).

Enfermedades relacionadas: la inhalación de polvos de sílice cristalina está asociada también a otras enfermedades tales como cáncer de pulmón, enfermedad renal, pérdida de función pulmonar e incremento del riesgo de tuberculosis. Desde el año 1997 la Agencia Internacional para la Investigación del Cáncer (International Agency for Research on Cancer -IARC) concluyó que existía una correlación entre la inhalación de sílice cristalina en forma de cuarzo o cristobalita en exposiciones laborales y un incremento en el riesgo de cáncer de pulmón, por lo que la clasificó como cancerígeno de Grupo 1 "Cancerígeno para humanos" (Hita López, 2013).

2.4. Estadísticas

En 2004, de las 6,759 enfermedades de trabajo informadas en el Instituto Mexicano del Seguro Social, el 9.7% (662) se debió a casos de neumoconiosis; cifra que se considera baja si se toma en cuenta que la población expuesta supera los 800 mil trabajadores sólo en las industrias de la construcción y fabricación de productos minerales, donde únicamente se califican 69 casos. Es importante resaltar que más de 98% de los casos calificados como neumoconiosis presentó incapacidad permanente, lo que pone en evidencia que el diagnóstico de este padecimiento se realiza en forma tardía, lo que genera alteraciones anatomo - funcionales irreversibles, las cuales se agravan a pesar de retirar de la exposición al trabajador (Diagnóstico y Tratamiento de Neumoconiosis por Sílice, 2010).

En México hay un cálculo aproximado que estima que existen 480 mil trabajadores expuestos a sílice y no se dispone de cifras precisas sobre el costo económico que para el país representan las enfermedades respiratorias producidas por el trabajo. A nivel internacional se ha disminuido la concentración de polvos de sílice y silicatos con la modernización en los procesos de extracción de minerales, de los métodos húmedos de perforación, así como la modificación en los procesos de trabajo en la fabricación de cemento en todas sus variedades. En México no se ha podido modificar esta situación en la industria de la construcción, en virtud de que esta actividad se realiza generalmente de manera manual y a que la capacitación sobre el riesgo que implica la exposición a estos agentes es insuficiente, aunado al bajo nivel educativo de los trabajadores, lo que ocasiona mayor exposición a polvos de cemento, arena, cal y yeso (Diagnóstico y Tratamiento de Neumoconiosis por Sílice, 2010). Información más reciente data en la tabla 2.4 sobre estadísticas del Instituto Mexicano del Seguro Social (IMSS) del 2011 al 2017 y en la figura 2.5 para las enfermedades de trabajo según ocupación (Memoria Estadística, 2017).

Concepto	2011	2012	2016	2017
Enfermedades de Trabajo por Neumoconiosis	792	768	1,017	1,063
Enfermedades de Trabajo según ocupación (mineros)	234	421	399	307
Enfermedades de Trabajo por actividad económica (industrias extractivas)	748	651	782	642
Incapacidades permanentes por Neumoconiosis	2,349	1,661	1,626	1,746
Defunciones por enfermedad de trabajo	6	8	23	19

Tabla 2.4. Memoria estadística IMSS
(Memoria estadística, 2017).

2.5. Legislación Mexicana e Internacional

De acuerdo a la Norma Mexicana NOM-010-STPS-2014, agentes químicos contaminantes del ambiente laboral - reconocimiento, evaluación y control; el valor límite de exposición a sustancias químicas contaminantes del ambiente laboral de la sílice cristalina es de 0.025 mg/m^3; valor límite de exposición promedio ponderado en el tiempo (VLE-PPT), para condiciones normales de temperatura y presión (TPN) y para una jornada laboral de 8 horas diarias y 40 horas a la semana. (NOM-010-STPS-2014, Agentes químicos contaminantes del ambiente laboral-reconocimiento, evaluación y control, 2014).

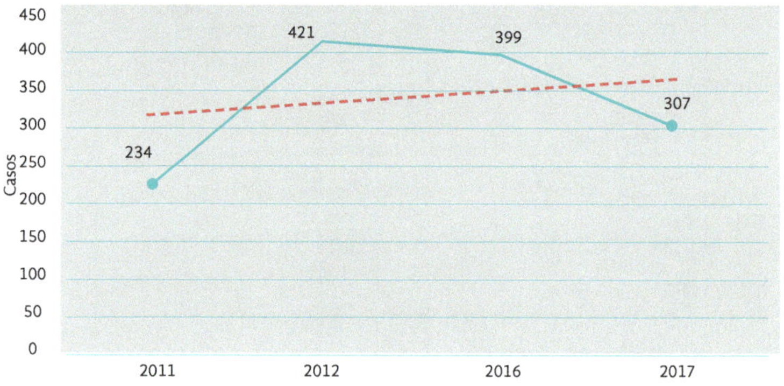

Figura 2.5. Enfermedades de trabajo según ocupación (Memoria estadística, 2017).

Los valores límite de exposición en mg/m^3 - 8 horas TWA – polvo respirable (TWA significa Time-Weighted Average, promedio ponderado de tiempo o PPT en español) de otros países se mencionan en la tabla 2.5 (Carta a Secretaría de Trabajo y Previsión Social, 2015):

2.6. Medidas de control para prevenir la sobre exposición

Posterior a una identificación y evaluación del riesgo de exposición a la sílice, se debe decidir qué métodos de control son los más adecuados. La mejor opción siempre será eliminar el riesgo o sustituir el material por uno de menor riesgo, sin embargo, no siempre es posible. Por eso se tienen otros métodos, mismos que se agrupan en tres categorías: controles de ingeniería o técnicos, controles administrativos o de las prácticas de trabajo y protección personal, los que se presentan a continuación en orden de jerarquía. Es importante señalar que cuando las dos primeras categorías no son factibles de ejecutar o fallan en su finalidad de reducir la concentración ambiental de sílice, recién debe implementarse la protección personal (Bernales, Devivo, Moreno, Suárez & Solís, 2007).

País	Sílice Cristalina
USA	0,1
Canadá ON	0,1
Argentina	0,1
Venezuela	0,05
Chile	0,08
Perú	0,05
Austria	0,15
Bélgica	0,1
Bulgaria	0,07
República Checa	0,1
Dinamarca	0,1
Estonia	0,1
Finlandia	0,2
Francia	0,1
Grecia	0,1
Hungría	0,15
Irlanda	0,05
Italia	0,025
Lituania	0,1
Luxemburgo	0,15
Países Bajos	0,075

País	Sílice Cristalina
Noruega	0,1
Polonia	0,3
Portugal	0,025
Rumania	0,1
Eslovaquia	0,1
Eslovenia	0,15
España	0,1
Suecia	0,1
Suiza	0,15
Reino Unido	0,1

Tabla 2.5. Límites de exposición ocupacional
en mg/m³ – Internacional
(Carta a Secretaría de Trabajo y Previsión Social, 2015).

Controles de ingeniería: los controles de ingeniería eliminan o reducen la exposición a un agente mediante la sustitución de materias primas, el cambio en los procesos, el aislamiento y la ventilación. Cuando sea posible, se debe sustituir la materia prima que contenga sílice. Se entiende por sustituto cualquier material que contenga un porcentaje de sílice libre inferior a 1% (por ejemplo: granallas de acero, escorias de acero, cáscaras de nuez, lechos de vidrio, óxido de aluminio, entre otros) (Bernales, Devivo, Moreno, Suárez, & Solís, 2007).

a. Aislamiento: las operaciones peligrosas deben aislarse con barreras físicas con el objeto de reducir la exposición de los trabajadores que no están relacionados con dichas tareas. Mantener a todos los trabajadores no relacionados con la tarea, lejos del lugar donde se genera polvo.

b. Trabajo húmedo: los peligros para la salud derivados de la exposición a sílice pueden ser minimizados aplicando agua durante los procesos o labores donde se genera polvo. Por ejemplo, utilizar herramientas que incorporen sistemas de suministro de agua, como cuando se perfora roca, utilizar sierras que suministren agua a la hoja; utilizar una manguera para humedecer las áreas en la medida que se progrese en el trabajo; humedecer pisos y otras superficies antes de barrer o limpiar; aspersores con agua en proceso de chancado.

c. Ventilación: la ventilación localizada captura los contaminantes en la fuente antes que se distribuyan en el lugar de trabajo. Este método previene que el polvo se convierta en aerotransportable (ejemplo: campanas con sistemas de extracción localizada) (Bernales, Devivo, Moreno, Suárez & Solís, 2007).

Controles administrativos: complementario a las medidas de ingeniería, se debe realizar controles administrativos. Por ejemplo: prácticas de trabajo, las medidas de control incluyen todo lo que limite la contaminación; este es un aspecto fundamental en el control de los riesgos para la salud. Remover el polvo antes de que pase al aire ayudará a la reducción de la exposición. Es importante contar con un programa de orden, limpieza y mantención de las instalaciones, maquinarias y herramientas, con el fin de mantener el lugar de trabajo lo más limpio posible. En el programa se deben definir las mejores prácticas de trabajo, para lo cual es necesaria la capacitación permanente de los trabajadores. Además, se debe establecer un programa de mantenimiento preventivo y correctivo por escrito. Hay que tener en cuenta que un lugar de trabajo sucio muestra una baja prioridad en el cuidado de las tareas y crea una actitud de despreocupación en los trabajadores. En relación a los lugares de almacenamiento de materias primas y productos en estado de polvo que contengan sílice, es necesario contar con lugares y recipientes adecuados (de materiales resistentes e impermeables, sin agujeros o fracturas) y asegurar su correcto almacenamiento. Toda materia prima o producto que contenga sílice debe ser etiquetada como tal. Un componente complementario a los sistemas de control lo constituye el papel que juegan los trabajadores. Las prácticas de trabajo son particularmente importantes siempre que la manera en que se realicen las tareas afecte la emisión y transmisión de polvo (Bernales, Devivo, Moreno, Suárez & Solís, 2007).

Algunos principios básicos para implementar las mejores prácticas de trabajo incluyen (Bernales, Devivo, Moreno, Suárez & Solís, 2007):

- Minimizar el tiempo de exposición a polvo con contenido de sílice
- Retirar lo antes posible productos y desechos en estado de polvo con contenido de sílice que contaminan el aire
- Cerrar contenedores inmediatamente después de su uso
- Correcto transporte, vaciado y llenado de contenedores y sacos
- Apropiada velocidad de desarrollo de ciertas tareas
- Establecer un tiempo de ventilación antes de ingresar a un lugar de trabajo donde hubo una generación puntual de polvo en el ambiente

Educación, entrenamiento y comunicación del peligro: dentro de las estrategias preventivas es clave que los trabajadores estén bien informados sobre los peligros y su forma de controlarlos, y que sepan cómo realizar sus tareas en forma correcta y segura, operar procesos y usar equipos. También se les debe informar y capacitar en prácticas de trabajo seguro, uso apropiado y mantenimiento de los elementos de protección personal, en particular de la protección respiratoria, higiene personal y consecuencias de la exposición a sílice. En sí, la empresa debe contar con un programa escrito de capacitación teórico - práctico para los trabajadores sobre el riesgo y consecuencia en la salud por exposición a sílice libre y medidas preventivas a considerar (Bernales, Devivo, Moreno, Suárez & Solís, 2007).

Señalización: la señalización constituye otro punto a considerar. Se debe presentar un mensaje claro y de fácil comprensión por parte del trabajador. Se deben colocar letreros de advertencia para alertar a los trabajadores sobre el peligro y especificar el uso obligatorio del equipo de protección (por ejemplo: las mascarillas de protección respiratorias). Colocar señales de advertencia en las áreas donde exista exposición a sílice para mantener a los trabajadores alejados de dichas áreas (Bernales, Devivo, Moreno, Suárez & Solís, 2007).

Higiene personal: prácticas relacionadas con la higiene personal, ejemplo, no comer, beber o fumar en el lugar de trabajo. Lavar las manos y la cara antes de comer, beber y fumar. No aplicar cosméticos o cremas en las áreas designadas como generadoras de polvo. Ducharse y cambiarse de ropa después de terminada la jornada de trabajo. No usar aire comprimido para la limpieza de la ropa de trabajo. No llevar la ropa contaminada a sus casas. Protección personal: uso de ropa de trabajo para las tareas donde existe exposición a sílice. Sólo debe considerarse el uso de la protección respiratoria bajo ciertas circunstancias, por ejemplo (Bernales, Devivo, Moreno, Suárez, & Solís, 2007):

- Solución temporal, mientras se diseña e instala otro medio de control
- Cuando no sea técnicamente posible utilizar otro medio de control
- Cuando se realizan tareas de muy corta duración
- Tareas de mantenimiento y reparación, en las que sea difícil el control por medio de medidas ambientales y/o considere un número limitado de trabajadores (Bernales, Devivo, Moreno, Suárez & Solís, 2007)

Protección respiratoria: presenta las siguientes desventajas en relación a los controles de ingeniería (Bernales, Devivo, Moreno, Suárez & Solís, 2007).

- La protección respiratoria sólo protege a la persona que la utiliza y a veces una fuente de polvo puede presentar un riesgo para otras personas en un lugar de trabajo, o en otros lugares si el polvo se dispersa.
- Los factores de protección reales que están en los lugares de trabajo son menores que los determinados en pruebas de laboratorio.
- La protección respiratoria no previene la contaminación ambiental.
- El correcto uso de la protección respiratoria depende del trabajador.

Las mascarillas son particularmente difíciles de usar e implican un costo fisiológico por parte del trabajador que las utiliza, especialmente en climas cálidos o tareas que se desarrollan a temperaturas y alturas geográficas elevadas (Bernales, Devivo, Moreno, Suárez & Solís, 2007).

Capítulo 3.
Metodología

Se propone esta metodología para desarrollar un análisis y poder recomendar controles para los riesgos en los que se encuentra el personal ocupacionalmente expuesto en las empresas; misma que nos sirvió de base para el análisis en una empresa anfitriona, esto lo veremos en el siguiente capítulo.

3.1. Recopilación de datos

Revisión bibliográfica: revise diversas fuentes de información para identificar las mejores prácticas para la prevención de la silicosis, a través de la implementación de la jerarquía de controles en la industria minera.

- Industria minera
- Silicosis como enfermedad ocupacional
- Jerarquía de controles para la implementación de las mejores prácticas en la prevención de la sobreexposición a la sílice
- Normatividad aplicable

Revisión de registros: defina los registros a ser revisados para el análisis de la información que ayude a identificar qué personal ocupacionalmente está expuesto en los diferentes procesos de la empresa.

- Descripciones de puestos
- Procedimientos de trabajo
- Resultados de monitoreo de polvo en áreas y de trabajadores
- Resultados médicos de los trabajadores
- Análisis de riesgo de trabajo con sílice cristalina – cualitativo
- Análisis de riesgo de trabajo

Observación: realice observaciones periódicas para describir los comportamientos del personal en la ejecución de las mejores prácticas de trabajo.

Encuesta: realice un recorrido por las áreas de personal ocupacionalmente expuesto y realice un cuestionario para la determinación de las condiciones ambientales por exposición a sílice cristalina en el puesto de trabajo.

3.2. Análisis de datos

Análisis de contenido: analice la información recopilada para identificar las mejores prácticas para la prevención de la silicosis y la prevención de pérdidas financieras a causa de las enfermedades profesionales dictaminadas por la autoridad.

Triangulación de expertos: comparta las propuestas de la jerarquía de controles entre compañías mineras participantes en el Comité de Seguridad y Salud de la Cámara Minera de México (CAMIMEX), o con otras empresas o grupos de empresas de actividades similares, con la finalidad de identificar las mejores prácticas de trabajo para la prevención de la sobre exposición a la sílice y la prevención de la silicosis.

Capítulo 4.
Resultados de una empresa anfitriona

4.1. Empresa anfitriona

La empresa anfitriona es un proveedor líder de soluciones de minerales y materiales para los mercados industriales y de energía, con una amplia gama de productos de alta calidad y la red de distribución más completa y accesible de la industria. Para lograr un éxito compartido y un futuro sostenible, han aprovechado el poder de las asociaciones a largo plazo, basadas en la integridad, la confiabilidad y una mentalidad de soluciones innovadoras (Empresa Anfitriona, 2018).

Escala: es líder en la industria por su capacidad (36 millones de toneladas de capacidad de apoyo y más de 50 millones de toneladas de capacidad total) y más de 1,400 millones de reservas. Sus empleados cuentan con una gran experiencia que le permite a la compañía desempeñar un papel de liderazgo en sus industrias, en áreas como la seguridad, el desarrollo sostenible y la innovación técnica (Empresa Anfitriona, 2018).

Amplitud del producto: su amplia cobertura geográfica brinda acceso a minerales de diversos tipos y calidades. Sus productos van desde minerales crudos hasta productos de alta ingeniería como resinas, mezclas personalizadas, arenas recubiertas con resina, *Propel SSP y DustShield ™*. Su cartera cuenta con diversidad de minerales que satisfacen una amplia gama de necesidades del cliente a costos competitivos. Su amplia cartera de productos sirve a una amplia gama de mercados finales, que incluyen petróleo y gas, vidrio, cerámica, metales y piezas fundidas, deportes y recreación, construcción y filtración (Empresa Anfitriona, 2018).

Logística y distribución: con una huella de más de 50 plantas, 94 terminales operativas, acceso a los principales ferrocarriles de Clase Uno y más de 3,000 empleados, son el proveedor de soluciones más grande en la industria. Más del 50% de la capacidad de la terminal de rendimiento de la compañía proviene de instalaciones con capacidad para trenes unitarios. Su red logística se extiende a las soluciones de transporte en camiones y vehículos en toda América del Norte. Ofrecen la capacidad de aprovechar las ubicaciones de las plantas y la terminal en la Cuenca de Permian para reducir los costos de logística para los clientes (Empresa Anfitriona, 2018).

Experiencia técnica e innovación: la experiencia en planificación minera de la compañía produce un suministro de minerales más consistente y duradero. Su liderazgo técnico se extiende a muchas áreas, incluyendo recubrimientos, micronización, pruebas y soluciones y procesos personalizados. Tienen la cartera más grande de la industria de productos revestidos de resina. Sus capacidades técnicas y una amplia plataforma de mercado ofrecen grandes oportunidades para aprovechar las innovaciones en todos los mercados (Empresa Anfitriona, 2018).

Diversidad y resiliencia: la diversidad geográfica, de producto y de mercado final de la compañía crea grandes oportunidades para la estabilidad y el crecimiento. Con un 40% del volumen en una variedad de mercados industriales y un 60% en energía, es una empresa diversificada que puede adaptarse rápidamente a la cambiante demanda del mercado.

El segmento de negocios industriales ofrece una base rentable y resistente y flujos de efectivo estables a lo largo de los ciclos económicos que complementa el segmento de apalancamiento fuertemente posicionado, pero más volátil (Empresa Anfitriona, 2018).

Legado: la compañía tiene una rica historia y continúa construyendo sobre los legados de dos organizaciones líderes, cada una formada en la década de 1970. Son una organización que atiende a más de 2,000 clientes, muchos de los cuales son *blue chip*, en los mercados industriales y de energía con más del 75% del tonelaje vendido a una base de clientes contratada (Empresa Anfitriona, 2018). Su equipo de liderazgo senior tiene una amplia experiencia en la industria, creando una combinación ventajosa de experiencia en la materia y excelencia operativa (Empresa Anfitriona, 2018).

4.2. Procedimiento actual de la empresa anfitriona

La situación actual de esta empresa tiene varios enfoques. A nivel mundial se ha identificado que la silicosis es un problema relevante y que en muchos países se desconoce la verdadera incidencia y prevalencia, por lo que la Organización Mundial de la Salud (OMS) y la Organización Internacional del Trabajo (OIT) han diseñado el Programa Mundial para la Eliminación de la Silicosis en el mundo para el año 2030, pues estiman que entre un 30% y un 50% de trabajadores pertenecientes a sectores de alto riesgo de exposición a polvo, sufren enfermedades ocupacionales. En

México se ha identificado una tendencia al alza en el número de casos de neumoconiosis (tabla 2.4) y como resultado del análisis de en esta empresa anfitriona, no se ha encontrado una fuente que demuestre que en México se esté llevando a cabo un programa específico para la erradicación de la silicosis o fuentes de información actualizada sobre los riesgos de la enfermedad y recomendaciones a seguir para su prevención, como sí lo es en Perú, Chile, Brasil (fuerte participación en la Iniciativa de las Américas para le Eliminación de la Silicosis), India, España, Inglaterra, Australia y Estados Unidos donde las tendencias de enfermedades ocupacionales relacionadas van a la baja.

Otra situación de preocupación es que existen innumerables y significativas fuentes de error potencial durante el proceso de muestreo. Estas incluyen problemas relacionados con la calibración de las bombas de muestreo, calibración y fuga de ciclones, fuga del cartucho de los filtros, muestreo de polvo total, la diferencia del muestreo de polvo respirable, velocidades de flujo exigidas por los fabricantes de ciclones, distribución de tamaño de partícula de los ciclones, contaminación de los ciclones, contaminación en el embarque y condiciones de almacenamiento de los cartuchos, diferencias en los estándares de calibración (nacionales e internacionales), tamaño de partícula de los estándares de calibración, interferencias, etc. Aunado a una legislación estricta como la normatividad vigente NOM-010-STPS-2014 agentes químicos contaminantes del ambiente laboral - reconocimiento, evaluación y control, que establece un Valor Límite de Exposición (VLE) para la sílice cristalina en un ambiente laboral de 0.025 mg/m^3 en exposición promedio ponderado en tiempo (PPT); esto hace difícil saber con precisión cuando el Personal Ocupacionalmente Expuesto (POE) ha excedido el Nivel de Acción (NA) o el VLE.

Las tendencias al alza de los casos en México, los errores potenciales inherentes en el proceso de monitoreo, tecnología necesaria para poder cumplir con la estricta regulación mexicana para el VLE, confirman que el empleo de la jerarquía de controles sea una medida más eficaz en la prevención de la silicosis.

Dentro de la jerarquía de controles se encuentran en orden de prioridad, la eliminación, la sustitución, los cambios de ingeniería, cambios administrativos y la protección personal. En la actualidad, la empresa anfitriona está tomando acciones enfocadas principalmente en los cambios administrativos y en el uso de protección personal (protección respiratoria). No obstante, la jerarquía de controles marca que la prioridad la tienen la eliminación y la sustitución, y que cuando éstas no son suficientes, entonces sí se procede a implementar las siguientes contramedidas.

Se llevó a cabo un recorrido por una de las plantas de la empresa anfitriona para el reconocimiento cualitativo de fuentes de emisión de polvos. Se desarrolló un análisis de riesgo de trabajo con sílice cristalina – cualitativo y se encontró que de las catorce áreas que comprende todo el proceso en la empresa anfitriona aproximadamente el 50% presentaron un nivel de riesgo entre medio y alto; por lo que se procedió a revisar los registros de monitoreo de muestras de polvo personales tomadas en el 2018 para poder identificar el área que presentara mayor riesgo para el POE. Se encontró que el puesto coordinador de embarques presenta una obstrucción con posible restricción en el resultado de espirometría y aunque en su resultado de rayos X se encuentra sin anormalidades.

Algunos resultados obtenidos de la concentración promedio anual de sílice conducen a tratar casos potenciales de puestos de trabajo donde se puede contraer un padecimiento relacionado a la silicosis a futuro, como lo es en embarques y actividades de mantenimiento. Aunque el POE de actividades de mantenimiento se encuentra con resultados relativamente normales y considerando que las actividades de mantenimiento son variadas y depende de las prácticas que realice el personal encargado, se pueden abordar con cambios administrativos.

Para el puesto coordinador de embarques se llenó el registro del cuestionario para la determinación de las condiciones ambientales por exposición a sílice cristalina en el puesto de trabajo y el análisis de riesgo de trabajo proporcionó información clave para considerar que el proceso de descarga a granel de arena sílice en el área de embarques – concentración promedio anual obtenida de 0,022 mg/m^3 – requiere mejorar para prevenir la generación de polvo y por tanto, la sobre exposición a partículas respirables del puesto de trabajo de coordinador de embarques (SiO$_2$ - Óxido de Silicio) – 2018. Recordemos que en la NOM-010-STPS-2014 agentes químicos contaminantes del ambiente laboral - reconocimiento, evaluación y control, se establece un Valor Límite de Exposición (VLE) para la sílice cristalina en un ambiente laboral, de 0,025 mg/m^3 en exposición promedio ponderado en tiempo (PPT).

Una forma de verificar que las acciones se estén llevando a cabo, a excepción de la instalación de la tolva de supresión de polvo propuesta para la descarga a granel de la arena sílice, es la observación de los comportamientos del personal ocupacionalmente expuesto (POE) en acciones de limpieza y mantenimiento del área y su protección personal. Para ello, se registraron 2 observaciones relacionadas a la retroalimentación positiva del supervisor de seguridad y salud de la empresa anfitriona hacia dos operadores, felicitándolos por mantener sus áreas limpias y libres de polvo. Este proceso de registro se deberá mantener continuamente.

En cuanto a compartir información con representantes de empresas del giro minero, miembros del Comité de Seguridad e Higiene de la Cámara Minera de México (CAMIMEX), se envió solicitud de información de las mejores prácticas que se desarrollan en otras empresas, posteriormente se compartieron las mejores prácticas implementadas en la empresa anfitriona.

4.3. Procedimiento sugerido

Para el área de embarques en el proceso de descarga a granel de la arena sílice se proponen las siguientes acciones:

- Instalar una tolva de supresión de polvo (Dust Suppression Hopper - DSH) en la descarga de la arena
- Asegurar que el operador permanezca en la cabina de control cuando se cargue material y se proporcione un ambiente de temperatura controlada con un sellado adecuado para evitar la entrada de polvo
- Mantener el área ventilada, maximizando así el flujo de volumen de aire de escape disponible
- Bajar la boquilla lo más bajo posible en camiones abiertos; ajustar manualmente la altura durante el proceso de llenado si es posible
- Minimizar la distancia de caída para prevenir la generación de polvo, especialmente en condiciones de viento
- Mantener cerradas las aberturas de los camiones
- Asegurar que los conductos del colector de polvo no estén obstruidos
- Controlar el flujo de material para minimizar la emisión de polvo. Las tasas de llenado excesivas causan una nube de polvo y pueden contribuir al derrame alrededor del área de llenado

- Asegurar que los camiones estén correctamente ubicados debajo de las boquillas para evitar derrames
- No cerrar las tapas de llenado del camión. Esto genera polvo para el conductor y para el medio ambiente

Capítulo 5.
Conclusiones

5. 1. Conclusiones para la empresa anfitriona

Para la empresa anfitriona se encontró de gran relevancia hacer conciencia de los riesgos a la salud que implica la sobre exposición a la sílice, si se toman en cuenta las medidas preventivas a través de la jerarquía de controles se podrá minimizar en gran medida la posibilidad de contraer la enfermedad de la silicosis. Para ello se requiere un alto compromiso del personal ocupacionalmente expuesto y de los líderes de la organización para invertir en las mejores prácticas, así como contar con regulaciones legales que hagan factible y eficaz la medición de muestras de polvo, pero sobre todo, que las instituciones informen sobre los riesgos de la silicosis y medidas de prevención, de forma continua y actualizada.

Como una forma de trascender y crear conciencia tanto en el sector privado como en el gobierno, se recomienda compartir los análisis y resultados entre empresas del mismo giro o de actividades relacionadas, para incrementar el conocimiento en el estudio de la silicosis, debido a que en México se encuentra escasa la información o por lo menos, no se le ha dado la relevancia necesaria para conocer los efectos de la sobre exposición a polvos en la salud y de las recomendaciones a seguir en una cultura de prevención de la silicosis.

Bibliografía

Bernales, B., Devivo, K., Moreno, M. A., Suárez, S., & Solís, R. (2007). *Guía Técnica para la Prevención de la Silicosis. Santiago de Chile.* Recuperado el 28 de enero de 2019, de http://www.campusprevencionisl.cl/guia_tecnica_prevencion_silicosis.pdf

CAMIMEX (2016). Recuperado el 06 de febrero de 2018, de CAMIMEX: http://www.industriamineramexicana.com/2013/02/la-importancia-de-la-mineria-en-mexico/

DOF (2014). *NOM-010-STPS-2014, Agentes químicos contaminantes del ambiente laboral-Reconocimiento, evaluación y control* (Diario Oficial de la Federación). Ciudad de México, México. Recuperado el 6 de marzo de 2019, de http://www.dof.gob.mx/nota_detalle.php?codigo=5342372&fecha=28/04/2014

Empresa Anfitriona (2018). *Descripción de la empresa.* USA. Recuperado el 13 de marzo de 2019, de https://www.empresaanfitriona.com/about.html

Gil Paniagua, P. J. (2013). *Medidas de prevención y su consideración como enfermedad profesional.* Pamplona, España. Recuperado el 05 de febrero de 2019, de https://academica-e.unavarra.es/bitstream/handle/2454/7626/Gil%20Paniagua%2C%20Pedro.pdf?sequence=1&isAllowed=y

Green Peace (2013). *Preguntas y Respuestas sobre Minería.* Argentina. Recuperado el 28 de enero de 2019, de http://www.greenpeace.org/argentina/Global/argentina/report/2013/cambio_climatico/Informe-Moran-mineria.pdf

Health and Safety Ontario (2011). *Silica in the workplace* (Workplace Safety and Prevention Services). Ontario, Canadá. Recuperado el 05 de enero de 2019, de http://www.wsps.ca/WSPS/media/Site/Resources/Downloads/SilicaWorkplace_Final.pdf?ext=.pdf

Hita López, F. (2013). *El polvo y la sílice cristalina en la industria extractiva de la piedra natural.* (Fundación para la prevención de riesgos laborales). Recuperado el 28 de enero de 2019, de http://www.ugt-fica.org/images/proyectosl/sl/indirectas/2013/piedra%20natural/EL%20CONTROL%20DEL%20POLVO%20Y%20LA%20S%C3%8DLICE%20CRISTALINA%20EN%20LA%20INDUSTRIA%20EXTRACTIVA%20DE%20LA%20PIEDRA%20NATURAL%20manual.pdf

IMSS (2010) *Diagnóstico y Tratamiento de Neumoconiosis por Sílice.* México. Recuperado el 25 de marzo de 2019, de http://www.imss.gob.mx/sites/all/statics/guiasclinicas/382GER.pdf

IMSS (2017). *Memoria Estadística.* Ciudad de México, México. Recuperado el 25 de marzo de 2019, de http://www.imss.gob.mx/conoce-al-imss/informes-estadisticas

Martínez, C. (2005). *Neumoconiosis.* 8 No. 1(Enero-Marzo). Asturias, España: Revista de Patología Respiratoria. Recuperado el 28 de enero de 2019, de https://www.revistadepatologiarespiratoria.org/descargas/pr_8-1_43-44.pdf

Martínez, C., Prieto, A., García, L., Quero, A., González, S., & Casan, P. (2009). *Silicosis, una enfermedad con presente activo*. Archivos de Bronconeumología. Asturias, España: Elsevier Doyma. Recuperado el 05 de febrero de 2019, de https://www.archbronconeumol.org/es-pdf-S0300289609003421

Maxwell, J. A. (2013). *Qualitative Research Design: An Interactive Approach*. Thousand Oaks: CA. Sage.

Mendoza, G., Aguilar, D., & Magaña, J. (2017). *Seguridad y Salud en el Trabajo en México: Avances, retos y desafíos*. Ciudad de México, México. Recuperado el 25 de marzo de 2019, de https://www.gob.mx/cms/uploads/attachment/file/279153/Libro-Seguridad_y_salud_en_el_trabajo_en_Me_xico-Avances__retos_y_desafios__Digital_.pdf

Miret, M. F. (Ed.). (2012). *Minería y Medio Ambiente*. Ciudad de México, D.F., México: Editorial Impresora Apolo, S.A. de C.V. Recuperado el 06 de 02 de 2019, de https://www.economia.gob.mx/files/comunidad_negocios/informacion_sectorial/mineria/mineria_y_medio_ambiente.pdf

Pratt, K. (2015). *Exposure Assessment to Respirable Crystalline Silica Particles during Airfield Maintenance Concrete Operations*. Montana, USA: Montana Tech of The University of Montana. Recuperado el 28 de enero de 2019, de https://digitalcommons.mtech.edu/cgi/viewcontent.cgi?article=1043&context=grad_rsch

STPS (2015). *Carta a Secretaría de Trabajo y Previsión Social*. Ciudad de México, México. Recuperado el 6 de marzo de 2019.

Subsecretaría de Minería. (2017). *Perfil de Mercado del Sílice*. Ciudad de México, México, México. Recuperado el 28 de enero de

2019, de https://www.gob.mx/cms/uploads/attachment/file/287808/Perfil_Silice_2017.pdf

The European Network on Silica (2006) *Good Practice Guide on Workers Health Protection through the Good Handling and Use of Crystalline Silica and Products Containing it*. Europa. Recuperado el 06 de febrero de 2019, de https://www.nepsi.eu/sites/nepsi.eu/files/content/editor/good-practice-guide/good_practice_guide_-_spanish_disclaimer_additional_task_sheets_251006_modified_august_2016.pdf

www.ingramcontent.com/pod-product-compliance
Lightning Source LLC
Chambersburg PA
CBHW040233240726
48664CB00001B/114